AF596768

ESSAI

SUR LA

PLEURÉSIE

DANS LA

DIPHTHÉRIE

PAR

Paul SIMERAY

DOCTEUR EN MÉDECINE DE LA FACULTÉ DE PARIS

PARIS

ALPHONSE DERENNE

52, Boulevard Saint-Michel, 52

1881

ESSAI

SUR LA

PLEURÉSIE

DANS LA

DIPHTHÉRIE

PAR

Paul SIMERAY

DOCTEUR EN MÉDECINE DE LA FACULTÉ DE PARIS

PARIS

ALPHONSE DERENNE

52, Boulevard Saint-Michel, 52

1881

A LA MÉMOIRE DE MON PÈRE

A MA MÈRE

A MA SŒUR

A MON BEAU-FRÈRE

A MES PARENTS

A MES AMIS

A MON PRÉSIDENT DE THÈSE

A MON MAITRE

M. LE PROFESSEUR VULPIAN

Médecin de l'hôpital la Charité,
Doyen de la Faculté de Médecine.

A MES MAITRES DANS LES HOPITAUX

M. DESORMEAUX

Ancien chirurgien de l'hôpital Necker.

M. GERMAIN SÉE

Médecin de l'Hôtel-Dieu.

M. GUYON

Chirurgien de l'hôpital Necker.

ESSAI

SUR LA

PLEURÉSIE DANS LA DIPHTHÉRIE

PREMIÈRE PARTIE

INTRODUCTION

La diphthérie est sans contredit une des maladies qui ont le plus préoccupé les médecins de ce siècle. Aussi, la plupart de ses complications ont-elles été exposées avec le plus grand soin et le plus complètement possible, soit dans des monographies, soit dans les traités spéciaux. Parmi elles cependant, il en est une qui pendant longtemps n'a pas attiré l'attention des auteurs, et ne nous a pas paru depuis qu'elle a été signalée, avoir pris la place que légitiment sa fréquence que nous croyons un peu plus considérable qu'on ne s'est accordé à le dire ; les formes diverses qu'elle peut revêtir ; son mode de production et d'évolution, et nous pouvons ajouter les difficultés parfois considérables qui accompagnent son diagnostic.

C'est de la pleurésie que nous voulons parler.

Nous n'avons pas besoin de faire ressortir ici combien il est nécessaire de connaître d'une façon précise tout ce qui touche à l'histoire de cette complication. L'importance de cette connaissance, il est facile de le comprendre, est la même qu'il s'agisse de pleurésie, ou de pneumonie, ou de paralysie, etc. En effet, les enfants atteints de diphthérie sont malades pendant un laps de temps assez considérable, et il est bien rare que, depuis le jour où est institué le traitement, l'amélioration de leur état soit graduelle, c'est-à-dire qu'ils arrivent sans le moindre accident au jour de la guérison. Un jour leur état paraît des plus satisfaisant et le lendemain on est tout surpris de leur trouver soit une fièvre plus vive, de constater des mouvements respiratoires précipités, de la dyspnée, un accès de suffocation, de la difficulté de la déglutition, etc., en un mot, quelqu'un de ces symptômes qui révèlent un trouble dans la marche de la maladie. Or, ce trouble est bien souvent produit par l'arrivée d'une complication contre laquelle il va falloir lutter et dont il faut par conséquent posséder tous les détails, sous peine de la méconnaître et de compromettre la guérison du malade, en laissant les dangers qui l'accompagnent augmenter encore la gravité déjà si redoutable de la maladie primitive.

La pleurésie, sans être, il est vrai, aussi commune que plusieurs autres complications pulmonaires enregistrées dans de nombreuses observations, n'est pas assez rare, à notre avis, pour être mise si complètement de côté. Aussi nous a-t-il paru intéressant de nous consacrer dans notre thèse inaugurale à l'étude de cette maladie.

Il est certain que si dans les publications innombrables des auteurs qui ont écrit sur la diphthérie et recherché ses complications pendant plus de trente ans, depuis 1826, date à laquelle cette maladie fut pour la première fois décrite d'une façon magistrale, jusqu'à l'année 1858, on ne trouve absolument rien de publié sur la question qui nous occupe, c'est que jamais jusque-là on n'avait recherché d'une manière attentive et régulière l'existence de cette complication, et que les médecins qui en avaient trouvé des exemples ne s'étaient pas demandé quels étaient les rapports qui unissaient l'inflammation de la plèvre à la diphthérie. Mais depuis qu'un certain nombre de cas de pleurésie ont été observés et que l'attention a été éveillée sur ces faits, nous sommes étonnés de ne pas avoir vu dans tous les traités des maladies des enfants, dans toutes les descriptions complètes de la diphthérie, la pleurésie prendre place parmi les complications auprès de la broncho-pneumonie.

DIVISION DU SUJET.

Nous diviserons notre sujet en deux parties.

Dans la première, nous appuyant sur nos observations, nous nous rangerons à l'opinion des auteurs qui expliquent la production de l'inflammation pleurale par l'extension d'une phlegmasie pulmonaire et nous essaierons de montrer que cette complication n'est pas très rare.

Dans la seconde, nous publierons des cas de pleurésie dans lesquels le processus inflammatoire n'a pas suivi la marche indiquée dans les faits précédents, marche qui est la seule admise par les auteurs. Nous aurons donc, leur interprétation ne pouvant s'admettre dans ces cas, à chercher comment on peut les expliquer.

Nous établirons donc ainsi qu'il y a deux formes parfaitement distinctes de pleurésie : une, dans laquelle l'inflammation pulmonaire se propage à la plèvre ; l'autre dans laquelle l'inflammation de la séreuse est indépendante de toute altération du poumon.

Cette division principale ne nous empêchera pas de distribuer notre travail de la façon suivante : dans le premier chapitre, nous passerons en revue le petit nombre des auteurs qui se sont occupés de cette question et nous exposerons l'opinion à laquelle ils se sont arrêtés : dans le second chapitre, nous traiterons de la sypmtomatologie, du diagnostic, pronostic et traitement et nous publierons nos observations suivies de quelques données de physiologie pathologique ; dans le troisième chapitre nous donnerons les observations qui nous ont conduit à établir notre deuxième forme de pleurésie et nous exposerons notre manière de voir sur ces cas particuliers qui n'ont encore été ni décrits ni interprétés. On verra que ces cas sont de beaucoup plus rares que les précédents auxquels ils ressemblent entièrement au point de vue clinique : toute la différence est dans leur pathogénie comme nous le disons plus haut.

M. Suss, interne des hôpitaux, a bien voulu nous commiquer deux observations recueillies dans le service de M. le docteur Bergeron à l'hôpital Trousseau et nous aider de ses conseils : nous le prions d'accepter ici nos remerciements.

HISTORIQUE (1)

L'historique de cette question sera très court, le nombre des auteurs qui s'en sont occupé étant très restreint et les observations qui s'y rapportent n'ayant pas plus de vingt-cinq ans de date. Si nous n'avons trouvé, malgré de nombreuses recherches, qu'un petit nombre d'ouvrages se rattachant à notre sujet, il nous serait facile de faire une longue liste de ceux où il n'en est pas dit un seul mot. Nous nous bornerons donc à relater dans cette partie de notre thèse les noms des auteurs dans les ouvrages desquels nous avons puisé : nous exposerons leur opinion, nous proposant dans un autre chapitre de l'accepter ou de la rejeter suivant que nos observations nous auront mis ou non en désaccord avec eux.

C'est M. Peter qui le premier compta la pleurésie au nombre des complications de la diphthérie. Avant lui sans doute, on avait dû observer des cas de pleurésie, en petit nombre assurément, car nous pouvons dire qu'on ne les recherchait pas ou qu'ils passaient inaperçus, mais personne n'avait remarqué cette coexistence de la pleurésie et de la diphthérie : les auteurs la mettaient sur le compte de la coïncidence ou d'une cause étrangère. Ne pourrait-on en voir un exemple dans ce fait rapporté par le savant médecin de Tours, Bretonneau, dans son *Traité de la diphthérite* :

1. Pour tous les renseignements sur les travaux cités dans notre thèse, consulter l'Index bibliographique placé à la fin.

« Un enfant au moment où la convalescence commençait à s'affermir se plaignit tout à coup d'un point pleurétique qui céda au bout de deux jours de traitement. A l'autopsie, la plèvre recouvrant le lobe inférieur du poumon gauche était légèrement rugueuse. » Ce point pleurétique avait été attribué au froid.

Axenfeld en 1853 rapporte également un cas d'inflammation de la plèvre, mais il ne dit pas quelle en est la cause ; si elle a été reconnue pendant la vie ; il se borne à constater qu'à l'autopsie « la plèvre du poumon droit (face externe en arrière) est enflammée et couverte d'une pseudo-membrane infiltrée de sérosité et qui lui donne l'aspect d'une ampoule de vésicatoire qui renfermerait des flocons de fibrine. »

Cette coexistence qui avait échappé à ses devanciers, M. Peter la remarqua. Il chercha donc cette complication chez tous ses malades et il en donna l'explication. Voici ce qu'il publiait en 1863 dans la *Gazette hebdomadaire* : « La pleurésie est beaucoup plus rare que la broncho-pneumonie et les mêmes raisons anatomiques qui expliquent la grande fréquence de celle-ci expliquent également le peu de fréquence de celle-là. La broncho-pneumonie ou pneumonie lobulaire est une phlegmasie par propagation de la membrane muqueuse bronchique au parenchyme pulmonaire : mais cette dernière espèce de phlegmasie s'étend rarement jusqu'à la plèvre et par suite se complique très peu souvent de pleurésie. »

« Nous n'avons trouvé que 9 fois la plèvre enflammée, c'est-à-dire dans le quinzième environ de nos cas de diphthérie. Dans 4 cas, il s'agissait de pleurésie fibrineuse sans épanchement. Deux fois, il n'y avait à la surface de la plèvre enflammée qu'une fausse membrane fibrineuse, gélatiniforme et de peu d'étendue : une fois et chez un enfant de deux ans et demi, mort au quatrième jour seulement de la maladie, les poumons étaient de chaque côté déjà très adhérents aux parois costales et diaphragmatiques. Dans trois autres cas, il y avait un épanchement pleurétique très peu abondant et de nature séro-fibrineuse.

Une fois seulement l'épanchement occupait le tiers inférieur de la cavité pleurale droite.

Enfin, dans deux cas, la sérosité épanchée était sanguinolente. Dans les deux cas, l'épanchement peu considérable existait des deux côtés. Chez un enfant, mort au quatrième jour, il y avait une tendance hémorrhagique remarquable et coïncidence d'un épanchement de même nature dans le péricarde.

La pleurésie coexistait toujours avec une pneumonie intense et étendue. »

Quelques années avant la publication du travail dont nous venons de citer la partie qui nous intéresse tout spécialement, M. Millard dans sa thèse de doctorat qui renfermait cinquante-cinq observations, disait : « La pleurésie a été signalée une seule fois; l'épanchement qui était considérable, fut constaté le douzième jour, traité par un vésicatoire et ne tarda pas à se résorber. J'ai lieu de croire cette complication très rare, car je ne me rappelle pas l'avoir vue mentionnée dans aucune autre des observations nombreuses de trachéotomie que j'ai lues, ni surtout parmi celles où la guérison a eu lieu ». M. Millard ne fait suivre d'aucune réflexion le cas qu'il a observé. Il considère la pleurésie comme très rare sans rien dire sur la façon dont il comprend sa production. L'observation de ce fait unique qu'il a eu l'occasion de constater, nous la reproduirons entièrement, car elle nous a paru très intéressante par l'absence d'altération pulmonaire ayant précédé l'apparition de la pleurésie.

M. Lamy, en 1860, en a observé également un cas dont nous regrettons qu'il n'ait pas publié l'observation. Il n'a du reste parlé de la pleurésie que pour montrer quel avait été le rapport de sa fréquence avec les autres complications. Mais ce point de vue est assez intéressant, après ce que nous avons avancé, pour que nous citions son appréciation. « Le mois de janvier, dit-il, nous a donné 2 cas de broncho-pneumonie, 2 cas de paralysie du voile du palais ou des organes respiratoires, 1 cas de pneumonie, 2 cas de gangrène de la plaie et 1 cas de pleurésie. » Et il a constaté un fait digne de remarque, c'est que les mois qui avaient présenté le plus grand nombre de cas de diphthérie étaient aussi ceux qui s'étaient montrés le plus féconds en complications. Le mois de janvier est un de ces mois.

Il nous faut aller jusqu'à l'année 1864 pour retrouver la pleurésie non plus citée et considérée comme très rare, mais au contraire déclarée relativement assez fréquente. Bridger John, en effet dans le *Medical times* dit qu'il a observé plus de 3,000 cas de diphthérie « depuis peu d'un caractère plus doux, mais dont les suites sont souvent très sérieuses. » Parmi ces suites, il a trouvé assez souvent la pleurésie, la pleuro-pneumonie, l'endocardite, la péricardite, les paralysies etc., etc.

Jusque-là, comme nous le voyons, ces auteurs se sont

bornés à nommer la pleurésie parmi les suites de la diphthérie et à montrer quelques faits. M. Archambault dans le *Dictionnaire encyclopédique des sciences médicales,* lui consacre quelques lignes qui ne sont que la répétition de ce qu'a dit M. Peter, à savoir que la pleurésie est loin d'avoir la fréquence des lésions pulmonaires : qu'elle est même relativement rare et paraît tout à fait secondaire, qu'on la voit sous la forme de pleurite ou de pleurésie fibrineuse sans épanchement. Quand il y a un épanchement, celui-ci est en général peu abondant. On trouve quelquefois sous la plèvre comme en d'autres points des ecchymoses plus ou moins étendues, mais en général petites comme des pétéchies et qui ont été signalées depuis longtemps. »

Ce n'est que dans ces dernières années, en 1877, que M. Sanné dans son *Traité de la diphthérie* a donné de cette complication une description un peu plus complète ; il a étudié quelle devait être sa place au point de vue de la fréquence parmi les accidents thoraciques de la diphthérie, quelle était l'époque à laquelle on la voyait le plus souvent apparaître ; dans quelles conditions particulières elle survenait et enfin quelle était son influence sur le pronostic. Aussi avons-nous pensé qu'il était à la fois intéressant et utile de reproduire textuellement ce que cet auteur a dit de cette complication.

« Plus rare encore que la pneumonie, la pleurésie arrive en dernier lieu parmi les complications thoraciques de la diphthérie. Je l'ai trouvée vingt fois tantôt simple, tantôt double : caractérisée dans le plus grand nombre des cas par un épanchement séreux, quelquefois par des adhérences. Dans un cas le liquide était purulent. » Il résulte de ses relevés « que c'est pendant les premiers jours, de même que pour la pneumonie et la broncho-pneumonie que se trouve la plus grande fréquence de cette complication. Toutes les formes de la diphthérie, mais surtout le croup et la bronchite pseudo-membraneuse, se rencontrent avec la pleurésie. La pleurésie accompagne toujours quelque autre phlegmasie pulmonaire. On peut, en effet, la considérer comme le dernier terme du travail inflammatoire qui débutant par la muqueuse bronchique s'est propagé au parenchyme pulmonaire. Le plus souvent, ce travail s'arrête en chemin, ce qui explique la rareté relative de la pleurésie. La complication que l'on retrouve le plus fréquemment avec elle est la broncho-pneumonie : c'est elle qui relie la bronchite et la pleurésie et conduit l'inflammation à la plèvre. » Et un peu plus loin, il ajoute : « La pleurésie n'est plus à proprement parler une dépendance directe du croup, mais une propagation à la plèvre de l'inflammation du poumon. »

Dix pleurésies sur vingt-neuf ont été reconnues pendant la vie. Il est plus difficile d'établir exactement la date de leur apparition. Le début passe souvent inaperçu, soit que d'autres complications existant antérieurement, le laissent dans l'ombre, soit que son peu d'intensité et sa lenteur n'appellent l'attention qu'après un temps assez long. »

Revenant sur l'époque du début et poursuivant son interprétation il expose qu' « il est naturel que la transmission des lésions pulmonaires à la plèvre et par suite le début de la pleurésie se fasse à des époques variables...... » La phlegmasie pleurale se relie surtout aux autres inflammations pulmonaires dont elle n'est qu'une extension. L'anatomie pathologique a démontré que la pleurésie n'existait jamais seule et qu'il y avait toujours avant elle quelque autre complication pour lui donner naissance. Si l'on considère cette coïncidence habituelle et la proportion des guérisons obtenues dans ces conditions défavorables, on peut conclure que par elle même la pleurésie n'assombrit pas notablement le pronostic. »

En 1879, M. Talamon ayant fait pendant son internat à l'hôpital Sainte-Eugénie l'autopsie de plus de cent enfants emportés par la diphthérie, en donna les résultats dans le *Bulletin de la Société anatomique*. Il a examiné avec soin toutes les lésions que pouvaient présenter les poumons et les plèvres, et il a constaté plusieurs cas de pleurésie dans lesquels la diphthérie n'avait pas dépassé le pharynx. Bien que nous ayons fait déjà de longues citations, nous tenons à reproduire ces observations. Elles ont, en effet, un intérêt tout particulier et leur valeur est précieuse, par cette raison que c'est la première fois que des faits de ce genre sont constatés et ont été suivis d'autopsie.

« Des altérations ont été rarement notées du côté des plèvres : je ne parle pas des quelques cas de lésions plus ou moins anciennes sous forme d'adhérences celluleuses. Mais l'inflammation récente de la plèvre n'a été relevée que dans 8 cas. 7 fois, elle se bornait à un exsudat fibrineux, avec fausses membranes molles, fines, jaunâtres à la surface du poumon : 1 fois seulement avec cet exsudat, il y avait deux à trois cuillerées de liquide séreux épanché dans la plèvre. Dans 4 cas, elle coexistait avec une broncho-pneumonie pseudo-lobaire, 2 fois du lobe inférieur gauche, 2 fois du lobe inférieur droit. Dans les 4 autres cas, elle consistait en une légère exsudation fibrineuse à la surface de noyaux de splénisation disséminés, 2 fois le long du bord postérieur du lobe inférieur droit, 1 fois à la partie postérieure du lobe supérieur du même côté, 1 fois à la partie antérieure du lobe moyen.

3 fois sur ces 8 cas de pleurésie fibrineuse, la diphthérie était localisée au pharynx sans extension dans le conduit laryngo-bronchique.

A côté de ces lésions inflammatoires, il faut placer les ecchymoses sous-pleurales qui ont été notées dans 8 cas. Ces ecchymoses se présentaient en général sous la forme d'un piqueté, d'un tacheté hémorrhagique plus ou moins abondant, consistant dans quelques cas, 3 fois avec des noyaux de splénisation hémorrhagique, 2 fois, au lieu du piqueté ecchymotique, il y avait sur le bord postérieur comme une large diffusion sanguine de 7 à 8 centimètres carrés.

Les 8 cas étaient des cas de diphthérie toxique, 5 fois exclusivement pharyngée, 3 fois avec croup opéré. »

SYMPTOMATOLOGIE. DIAGNOSTIC.

Si la pleurésie, avons-nous avancé au commencement de ce travail, n'a pas été consignée dans un plus grand nombre d'observations, c'est qu'apparaissant le plus souvent sans éclat, elle n'a pas toujours été recherchée et que de plus, elle a été fréquemment méconnue. Il ne faut pas s'en étonner outre mesure. En premier lieu, en effet, ne doit-on pas tenir compte de son apparition silencieuse, de l'absence de phénomènes capables d'attirer l'attention du médecin et de la faire soupçonner ? Si la pleurésie s'annonce par la fièvre, comment la constater, quand la maladie primitive s'accompagne elle-même d'une élévation de température ? Il y a une angine ? Ce sont les phénomènes que présente la gorge qui dominent la scène et toute l'attention se porte sur eux. Mais l'attention éveillée, combien de fois ne vient-on pas se heurter aux difficultés d'auscultation les plus considérables ? La pleurésie est, on le sait, le plus souvent accompagnée de pneumonie, de broncho-pneumonie. Certains bruits modifiés peuvent facilement induire en erreur. Et lorsque l'on a affaire à de jeunes sujets ayant subi la trachéotomie, il est parfois impossible de percevoir aucun bruit pulmonaire. M. Hervieux nous donne un exemple de ce dernier obstacle. Parlant des complications de la diphthérie (parmi lesquelles je constate qu'il oublie la pleurésie) il dit : « les phlegmasies pulmonaires qui accompagnent la diphthérie sont souvent méconnues parce qu'elles sont difficiles à reconnaître. Le sifflement laryngo-trachéal masque les phénomènes sthétoscopiques et ainsi que l'a fait remarquer M. Millard, la percussion expose à des erreurs. »

M. Créquy, dans sa relation des cas de croup et affections diphthéritiques qu'il a observés à l'hôpital Sainte-Eugénie, nous offre un témoignage frappant de la vérité de ces paroles, dans l'observation suivante : « une seule fois nous avons constaté une pleurésie existant d'un seul côté. Elle fut méconnue pendant la vie. Après la mort, on trouva quelques fausses membranes vers la partie moyenne du poumon et une quantité de liquide qui pouvait être évaluée à un verre. » Cette pleurésie a donc été méconnue? Avait-elle été cherchée ?

Ces causes d'erreur, ces difficultés, ces obstacles, tous les auteurs ont été unanimes à les reconnaître et se sont efforcés en les décrivant avec détail de nous prémunir contre elles. Parmi ces causes, il y en a une difficile à éviter et qui nous a paru d'un intérêt tout particulier dans le sujet que nous traitons. Il s'agit du souffle bronchique et c'est à M. Sanné que nous empruntons encore la description suivante. « Lorsque l'air pénètre dans la poitrine, on entend le murmure vésiculaire qui caractérise le déplissement des vésicules : lorsque l'air ne pénètre pas, on s'assurera en y mettant toute son attention, que le bruit perçu ne se passe pas sous l'oreille, mais qu'il n'est que le retentissement du sifflement qui se produit dans le larynx.

On verra de plus que le murmure respiratoire est absent ou très affaibli.

Lorsqu'il est intense, ce bruit prend l'apparence du souffle bronchique : encore une erreur à éviter et c'est peut-être la plus difficile. Il faut recourir à la comparaison des deux côtés et à la percussion pour reconnaître la nature des bruits. »

On voit, par ce simple exposé qu'il est souvent fort difficile de soupçonner l'existence de la pleurésie et que, lorsqu'elle l'est, la difficulté n'est pas encore vaincue. Les quelques exemples que nous avons donnés l'établissent d'une façon certaine.

Nous n'avons pas l'intention, dans ce chapitre, de faire une longue description de la pleurésie, ni de retracer avec détail ses symptômes et ses signes. Mais cependant, après avoir montré combien cette complication échappait facilement à l'observation et combien les signes sthétoscopiques étaient, dans certains cas, peu faciles à percevoir et à interpréter, nous avons pensé qu'il était opportun d'en faire un tableau rapide, en ne nous attachant qu'à quelques points en particulier.

Le début de la pleurésie est variable. Tantôt elle s'annonce par un point de côté, tantôt elle passe inaperçue. Dans le plus grand nombre des cas, elle s'installe silencieusement, d'une manière insidieuse et l'on comprend qu'à ce moment rien n'attire l'attention et ne la fasse soupçonner. Le point de côté manque très fréquemment et même lorsqu'il existe, chez les enfants surtout lorsqu'ils sont très jeunes, il est rare d'en avoir connaissance. Il est donc prudent dans tous les cas, même lorsque aucun phénomène particulier ne vient trahir sa présence, d'examiner régulièrement la poitrine si l'on veut éviter toute surprise. La toux est ordinairement fréquente et sèche surtout dès le commencement de la maladie, dans la suite elle diminue généralement beaucoup d'intensité. La respiration est courte et saccadée, mais souvent il n'y a pas à proprement parler de dyspnée : lorsque celle-ci existe et à plus forte raison lorsqu'elle est violente, on peut affirmer presqu'à coup sûr que la pleurésie s'accompagne d'inflammation pulmonaire. Cependant dans nos observations où la pleurésie a été constatée d'emblée, les mouvements respiratoires étaient précipités, et deux fois il y a eu une dyspnée assez intense. Quelquefois, lorsque l'épanchement débute, on observe chez les jeunes sujets des accès de suffocation. Généralement, dans les cas que nous avons observés, la température s'élevait à 40°. Mais quelle est la part de cette élévation thermique qui revient à cette complication ? C'est ce qui nous paraît impossible à déterminer puisque cette température a été notée, soit que la pleurésie existât seule, soit qu'elle fût sous la dépendance d'une inflammation du poumon. Quelquefois les enfants sont très agités, présentent de la dépression des forces, de l'amaigrissement, etc..., mais comme il ne faut pas perdre de vue qu'ils sont atteints de diphthérie, cette constatation perd nécessairement beaucoup de sa valeur.

Parmi les symptômes physiques, il n'y en a qu'un petit nombre capables de donner d'utiles renseignements.

Comme le plus souvent l'épanchement est peu considérable, il est inutile d'insister sur l'inspection et la mensuration.

Pour la même raison nous ne parlerons pas du déplacement des viscères qu'il est exceptionnel de rencontrer. Le bruit de frottement se constate rarement au début : il est un peu plus commun de l'observer lorsque l'épanchement se résorbe. De leur côté, la bronchophonie et l'égophonie sont intermittentes et ne sont bien distinctes que chez les sujets un peu âgés : elles peuvent en outre manquer et chez les jeunes enfants que l'on ne peut faire parler, il faut profiter d'un moment où ils crient si l'on veut avoir quelque espérance de les trouver. Les meilleurs symptômes les plus indispensables, ceux du reste que l'on rencontre toujours sont constitués par une respiration faible, bronchique, sans râles d'aucune sorte, puis par le souffle bronchique, doux, voilé que suit une absence totale de respiration, par la percussion qui révèle la matité, le plus souvent dans un seul côté et en dernier lieu par l'absence de vibrations thoraciques : fait important puisque dans la pneumonie c'est le contraire qui est la règle.

La pleurésie peut exister des deux côtés à la fois, mais il est bien plus commun de la voir exister soit à droite, soit à gauche, séparément. Sur neuf cas, M. Peter l'a trouvée deux fois double. Dans toutes nos observations, elle est unilatérale.

De même que la pleurésie a frigore, elle peut être divisée en pleurésie sans épanchement et avec épanchement. Tantôt en effet, les lésions que l'on trouve à la surface de la séreuse consistent en quelques fausses membranes fibrineuses, d'aspsct gélatineux et n'occupant qu'une étendue très restreinte : tantôt les feuillets de la plèvre sont écartés par un épanchement plus ou moins abondant, mais cependant de quantité généralement peu considérable. Cet épanchement peut être de nature très variée : séro-fibrineux, sanguinolent, hémorrhagique ; mais il ne se présente pas sous ces divers aspects avec une égale fréquence. Le liquide séro-fibrineux est celui que dans une proportion élevée, l'on rencontre le plus souvent.

La pleurésie s'observe-t-elle fréquemment au cours de la diphthérie? Les auteurs ont répondu qu'elle était relativement très rare par rapport aux autres complications pulmonaires. Nous ne croyons pas assurément qu'elle soit aussi commune que la pneumonie, mais cependant nous ne la considérons pas comme très rare. M. Peter l'a observée dans le quinzième de ses cas. M. Sanné en cite 20 exemples, et M. Talamon 8 fois l'a trouvée à l'autopsie. Dans notre thèse, tant dans nos observations que dans celles de quelques auteurs cités, elle est signalée 10 fois. Ces chiffres bien que peut considérables, et l'opinion que nous avons émise sur le silence que les auteurs ont si longtemps gardé vis-à-vis de cette complication, nous autorisent à avancer que la pleurésie n'est pas très rare, et qu'elle est appelée à prendre une place assez importante à la suite des autres complications thoraciques. M. Sanné a cherché à déterminer à quelle époque de la maladie elle apparaissait le plus souvent, et voici le tableau qu'il a dressé :

Époque où a été porté le diagnostic.	Nombre de cas.
3e jour de la maladie	1
4e — —	1
8e — —	1
9e — —	2
10e — —	2
12e — —	1
13e — —	1
14e — —	1
16e — —	1
18e — —	1
21e — —	1
22e — —	1
32e — —	2
34e — —	1

Nous avons recueilli 8 cas qui ont été répartis de la façon suivante :

Dans les 4 premiers jours	3 cas
Le 8e jour	1
Le 10e	1
Le 12e	2
Le 45e	1

Il est facile de voir d'après ces tableaux que les cas de pleurésie par rapport au début de la maladie primitive se disséminent sans ordre apparent. Il ne sera vraiment possible d'établir une époque d'apparition approximative que par le tableau d'un nombre de faits très considérable. Actuellement, il n'y a pas un seul jour accompagné de chiffres assez importants pour pouvoir formuler une opinion absolue à cet égard.

Toutefois, d'après ces modestes données, l'on pourrait dire que les cas les plus nombreux paraissent se grouper autour des premiers jours. En effet, sur nos 25 cas, nous en trouvons 16 dans les treize premiers jours. C'est en prenant une moyenne près du double des jours suivants.

Nous allons maintenant donner nos observations, en commençant par celles qui se rapportent à la première partie de ce travail et que nous avons empruntées à la thèse de M. Sanné.

Observation I

Croup. — Trachéotomie à la troisième période. — Ablation définitive de la canule le cinquième jour. — Toux spasmodique après chaque changement de canule. — Cicatrisation complète le vingtième jour. — Pleurésie. — Guérison.

Euphrasie N..., âgée de 6 ans 1/2, entre le 17 avril 1865, salle Sainte-Mathilde, n° 23. Enfant bien portante habituellement. Hier soir, en revenant de jouer, les parents ont trouvé qu'elle avait de la difficulté à respirer, la voix était éteinte. On lui a donné un vomitif pendant la nuit : ce vomitif n'a rien fait. Hier toute la journée, la respiration a été de plus en plus embarrassée, mais sans accès de suffocation. On a continué le vomitif par cuillerée toutes les heures : la nuit s'est passée dans le même état. Ce matin elle a eu un accès de suffocation. Maintenant, le teint est asphyxié, la respiration embarrassée. Au moment de l'entrée, on trouve une fausse membrane blanche assez épaisse sur l'amygdale droite : pas de gonflement des ganglions sous-maxillaires. Teinte violacée des lèvres et des ongles : pâleur du masque : tirage très considérable : creux épigastrique fortement déprimé ; dans la poitrine, on n'entend pas le bruit respiratoire. A la partie supérieure, on entend seulement le sifflement laryngo-trachéal qui est très marqué. La voix et la toux sont tout à fait éteintes. L'opération est pratiquée ; elle est un peu laborieuse, à cause d'une hémorrhagie assez forte. Après l'ouverture de la trachée, l'enfant expectore deux ou trois fausses membranes assez longues . après l'opération, l'enfant est très soulagée. Dans la journée, elle rend deux ou trois fausses membranes rubanées. La fièvre reste modérée et la respiration assez calme.

Le 12. — Respiration encore un peu fréquente, fièvre modérée. Ce matin rejet d'une fausse membrane ; on change la canule ; elle n'est pas noircie ; la plaie est en bon état. Pendant le changement de canule, l'enfant rejette encore quelques fausses membranes ; quelques râles muqueux et sibilants très peu abondants dans les poumons.

Le 19. — L'enfant se nourrit un peu. Autour de la plaie, il y a un peu d'érythème de la peau que l'on panse avec de la glycérine : la partie inférieure de l'incision s'est recouverte d'une pellicule très mince pseudo-membraneuse. L'enfant rejette quelques fausses membranes.

Le 20. — La fièvre est toujours vive. La plaie est en bon état : la canule ne noircit pas. L'enfant rejette des crachats épais et de temps en temps des fausses membranes. L'état de la poitrine est le même.

Le 21. — L'enfant a rendu hier plusieurs petites fausses membranes, respiration toujours calme, fièvre modérée, peau habituellement moite ; la plaie est en bon état. La fausse membrane a disparu. Rien du côté des poumons.

Ce matin, on a constaté pour la première fois que l'œil droit était rouge, injecté. La conjonctive est recouverte d'une légère sécrétion catharrale, mais on ne voit pas de fausse membrane. A chaque changement de canule, l'enfant est prise d'une toux convulsive qui se prolonge pendant plusieurs minutes et qui jusqu'à présent a empêché d'éloigner la canule.

Le 22. — L'enfant est restée hier pendant trois heures sans canule. Elle va bien, la journée s'est bien passée, la fièvre est modérée, elle ne mange presque rien. Ipéca.

Le 23. — Pas de rejet de fausses membranes : l'enfant est bien : la fièvre a beaucoup diminué. Aujourd'hui, chaleur de la peau bonne, encore un peu de fréquence du pouls. Le vomitif d'hier a provoqué d'abondants vomissements de matières muqueuses. La langue cependant est encore couverte d'un épais enduit jaunâtre, la plaie est satisfaisante.

Le 25. — L'enfant est bien, elle mange. La plaie est en bon état.

Le 26. — La plaie se ferme.

Le 7 *mai*. — L'enfant est guérie, la cicatrisation est presque complète. Rentrée le 14 mai, la cicatrice est parfaite.

La mère raconte que le 12 au soir, elle a été prise de fièvre sans frisson ni douleur. Cette fièvre a persisté avec une grande vivacité le lendemain 13. Dans la soirée, la mère a donné de son chef un vomitif. Le 14, pas d'amélioration. L'enfant est conduite vers deux heures à l'hôpital. Au moment de l'entrée, fièvre très vive, peau chaude, pouls à 140, respiration haute et fréquente, anxieuse. L'enfant se plaignait d'une douleur à la région mammaire droite. Facies anxieux, très légèrement coloré.

L'auscultation et la percussion pratiquées avec le plus grand soin, n'ont rien révélé d'anormal. Pas d'autres troubles fonctionnels.

Le 15. — Même état général que la veille, même anxiété respiratoire. Respiration saccadée, incomplète. Agitation. Dans la fosse sus-épineuse droite, respiration obscure ; quand l'enfant fait une forte inspiration, l'inspiration est un peu bronchique. L'enfant vient d'avoir des vomissements bilieux sous l'influence de la toux. On prescrit un vomitif.

Le 10. — Le vomitif a produit quelques vomissements sans diarrhée.

Dans la journée d'hier, même oppression, même agitation. Ce matin, moins de chaleur de la peau. Pouls toujours fréquent. Respiration un peu moins anxieuse qu'hier. Toujours inquiétude et angoisse assez prononcées. Dans la fosse sus-épineuse, souffle bronchique assez prononcé.

Le 17. — Même agitation, même fièvre.

Ce matin l'enfant est plus calme. La respiration est moins anxieuse. L'enfant est aussi un peu plus gaie. Toujours grande chaleur de la peau et fréquence du pouls. Même souffle sans râles.

Le 18. — La plaie de la trachée s'est largement rouverte. La cicatrice s'est rompue sous les efforts de la toux. Fièvre modé-rée.

Le 19. — Assez calme. Pommettes toujours violacées : la peau est encore chaude, un peu sèche; pouls assez fréquent. Respiration calme. L'anxiété a cessé complètement depuis hier. La langue a une petite tendance à la sécheresse ; soif vive : même souffle bronchique sans râles. Pas de diarrhée. Elle boit un peu de bouillon et de lait.

Le 2 juin. — Pommettes moins colorées. Un peu moins de fièvre.

Respiration assez calme, bien que haute et assez fréquente. Quelques craquements sont mêlés au souffle. Dans l'aisselle le souffle est large, mêlé de quelques craquements.

Le 22. — Bon état général, fièvre insignifiante, gaieté, souffle bronchique ne se percevant que dans les fortes inspirations dans la fosse sus-épineuse : il a disparu dans l'aisselle. Pendant la respiration ordinaire, on entend au sommet du poumon de gros craquements humides.

Le 23. — L'enfant conserve un peu de fièvre.

Le 24. — Pas de fièvre. Respiration très calme. Le souffle a disparu. On entend seulement quelques râles.

Le 25.—L'enfant va de mieux en mieux. La plaie bourgeonne.

Le 27. — Elle va très bien. Pas de fièvre. Pas de râles. La plaie se cicatrise chaque jour. Exeat.

Cette observation nous a paru remarquable par le peu d'intensité des symptômes pulmonaires qui paraissent accompagner la pleurésie. Quelques râles, quelques craquements limités aux sommets, voilà tout ce qui a pu être constaté. Aussi nous sommes-nous demandé si vraiment une inflammation pulmonaire aussi peu considérable, aussi limitée était capable de faire naître cette complication. Nous n'hésitons pas à dire que telle n'est pas notre conviction.

Observation II

Croup opéré à la troisième période. Broncho-pneumonie. Pleurésie gauche. Gangrène de la plaie. Ulcération de la trachée par la canule. Mort le onzième jour.

Eugène N..., 5 ans, entre le 2 juillet 1808, salle Saint-Benjamin, n° 29.

L'enfant serait malade depuis trois jours et très oppressé depuis le matin de son entrée à l'hôpital. Tels sont les seuls renseignements que l'on ait pu obtenir.

Le 3. — Arrivé cette nuit, opéré à onze heures du soir : il a bien dormi et a mangé ce matin. 160 pulsations, 40 respirations. Figure bonne; quelques râles sibilants, peau chaude et humide ; rien à la gorge, pas d'albumine dans l'urine; il a mangé le matin une panade qu'il a gardée, il toussait à chaque cuillerée.

Le soir. L'enfant a bien mangé au déjeuner, mais il n'a pu conserver ses aliments. Il est calme : figure reposée 148 pulsations, chaleur douce ; il crache facilement, crachats muqueux assez épais. 48 respirations, quelques râles muqueux et ronflants.

Le 4. — Hier soir, l'enfant a bien dîné et n'a pas vomi, ce matin également ; la nuit a été bonne, il tousse beaucoup. 146 pulsations, peau chaude et humide. Dans la soirée, canule très sifflante, sans qu'il y ait eu expulsion de fausses membranes, l'expectoration est toujours abondante, moins épaisse qu'hier. Un peu d'écoulement muqueux transparent par le nez, et un peu de rougeur autour des narines.

La plaie est en bon état, un peu saignante et un peu d'induration profonde. On fait le changement de canule ; après la réintroduction de la canule, la respiration devient sifflante, comme s'il y avait une fausse membrane derrière la canule, les pinces introduites ne ramènent rien. Quelques râles sibilants, pas d'albumine dans l'urine.

Le soir, 72 respirations, oppression, 160 pulsations, peau sèche, à l'auscultation, inspiration un peu rude, pas de râles

Le 5. — La nuit a été très agitée ; la canule est en bon état, l'enfant tousse toujours beaucoup, expectoratio n un peu liquide, transparente, non sanguinolente, il mange bien, bon appétit, pas de diarrhée, un vomissement hier soir, mais il n'y en a pas eu ce matin. Un peu d'induration sous-cutanée des alentours de la plaie, l'intérieur de la plaie est bon, quoique légèrement grisâtre. Pansement à l'acide phénique. La respiration a été moins sifflante, quelques râles sibilants dans la poitrine, pas d'albuminurie. Instillation d'eau de chaux. La canule étant remise, il se produit un sifflement très fort produit comme par une fausse membrane.

Le 6. — La nuit a été meilleure que la précédente, l'enfant mange un peu en le forçant. Un peu de toux, pas de diarrhée ; expectoration muqueuse transparente. L'enfant ne rend pas de fausses membranes : la canule se noircit, les parois de la plaie se mortifient un peu ; induration profonde autour de la plaie. Pansement à l'acide phénique, pas d'albumine, peu d'expectoration de fausses membranes.

Le soir, 164 pulsations, oppression plus grande, peau chaude et moite, 80 respirations, canule bruyante, quelques râles sibilants dans la poitrine : on est obligé d'insister beaucoup pour le faire manger ; pas d'albumine.

Le 7. — 152 pulsations, beaucoup d'oppression, pouls petit, toute la nuit l'enfant a été oppressé, il a beaucoup toussé. Le mucus rendu par la plaie est sanguinolent. louche, la plaie s'arrondit et les bords se taillent à pic, l'induration profonde persiste, les parois de la plaie sont tapissées d'une couche blanchâtre formée de tissu cellulaire mortifié, les parties molles non couvertes de cet enduit sont un peu blafardes. La plaie s'élargit, forme entonnoir ; la respiration est pure, l'air ne passe pas suffisamment par le larynx. Pas de rejet des aliments par le nez, l'appétit est moins bon, pas de diarrhée, pas d'albumine dans l'urine.

Le soir. Moins d'abattement : l'enfant est assis sur son lit et joue, 64 respirations, 168 pulsations, chaleur moite.

Le 8. — 148 pulsations : peau très chaude et moite, oppression assez intense : 52 respirations, la canule est gargouillante, bruyante, l'expectoration est peu abondante, mais filante et transparente. Pas de diarrhée ; toux assez fréquente, surtout la nuit, peu d'expectoration. de gros ronflements dans la poitrine qui se confondent avec le bruit de la canule ; la canule est fortement noircie; la plaie est toujours large, ulcérée et recouverte de débris de tissus cellulaires mortifiés, les alentours sont toujours indurés sans lésion de la peau ; la plaie est touchée à l'acide phénique. L'air ne passe pas encore par le larynx ; pas d'albumine.

Le soir. 156 pulsations, 68 respirations : canule bruyante ; peu d'expectoration : à gauche en arrière, râles sous-crépitants très nombreux et très fins dans toute la hauteur du poumon. A droite, râles sibilants peu nombreux, sonorité normale. En avant et à gauche, râles sibilants et muqueux, le faciès pâlit.

Le 9. — L'enfant a été agité toute la nuit, la canule est très noire en haut comme à la pointe, ce qui fait supposer une ulcération de la trachée par la canule. Les bords de la plaie sont toujours durs profondément et couverts de débris mortifiés. La plaie s'élargit de plus en plus. Dans toute la hauteur à gauche, il y a quantité de râles fins et serrés. Pas d'albumine dans les urines.

Le soir. 80 respirations, 172 pulsations, peau chaude et moite. Les râles sous-crépitants sont très abondants et très fins dans tout le côté gauche en arrière. En avant et dans l'aisselle, râles sibilants.

Le 10. — Agitation très grande pendant la nuit : il a bien mangé hier et ce matin, oppression, fièvre intense. Les râles sont toujours très abondats, mais plus gros. Au sommet : respiration fréquente ; pouls très fréquent, peau chaude et moite ; canule bruyante, expectoration peu abondante ; sérosités purulentes, brunâtres, fétides, canule toujours fortement noircie ; plaie très large ; parois recouvertes de débris grisâtres de tissus cellulaires mortifiés et adhérents. Pas de dureté, de gonflement, ni de rougeur de la plaie ; les bords sont moins béants. Un peu de salive passe pas la plaie. Hier, il est resté une demi-heure sans canule. Pas d'albumine.

Hier, la plaie a été touchée au nitrate d'argent, aujourd'hui on la reprend à l'acide phénique. En somme la plaie est meilleure : les parois quoique grises encore, laissent apercevoir un peu de rose. Les débris mortifiés sont moins abondants. La dureté et la rougeur des alentours ont disparu presque complètement ; 68 respirations, teinte un peu cyanosée : gardes-robes normales. Il mange bien, mais il éprouve toujours de la peine à commencer son repas. Pas de paralysie de sa déglutition. Matité dans les fosses sus et sous-épineuses gauches, souffle intense dans les parties correspondantes : râles sous-crépitants très fins, très serrés et très éclatants dans toute la hauteur en arrière et à gauche, quelques râles muqueux.

Le soir. L'oppression augmente : 188 pulsations. Peau très chaude, très humide ; 84 respirations ; canule sèche et sifflante. L'auscultation n'est pas modifiée ; soif vive.

Le 12. — Beaucoup d'agitation et d'oppression : pas de sommeil. Il mange assez bien : pas de diarrhée. La face est grise ; 76 respirations. Au-dessus de la cloison des narines et sur la lèvre inférieure, des ulcérations arrondies, à bords taillés à pic, à fond grisâtre, avec fausses membranes. Canule pleine, bruyante, peu de toux. L'expectoration est très peu abondante, filante et transparente. Hier, il est resté jusqu'à trois heures moins un quart sans canule. Aujourd'hui, la canule est noire.

L'induration de la plaie continue à diminuer. Elle est toujours large, ses bords un peu roses. Les parois sont toujours grises, recouvertes de débris de tissus mortifiés. On les touche à l'acide phénique. Il passe de la salive par la plaie, les aliments n'y passent pas. Toujours du souffle et de la matité dans les fosses sus et sous-épineuses. Dans le reste de la poitrine, râles moins abondants qu'hier. Le souffle s'entend dans le creux de l'aisselle. Le larynx est peu perméable. Pas de diarrhée. Bagnols. Vin de quinquina.

Le 13. — Très agité et oppressé toute la nuit.

Ce matin, oppression extrême ; face décolorée et froide, muqueuses presque blanches, pouls presque insensible, peau du corps chaude et moite, 72 respirations. Pas d'albumine.

Quelques instants après la visite, il meurt dans un accès de suffocation.

Autopsie le 14 juillet.

Gorge saine, à l'extérieur de la plaie de la trachée, les tissus qui l'entourent sont indurés, grisâtres, très irréguliers ; à l'intérieur, la plaie est inégale, ulcérée, grise, contenant de' petits îlots de tissus échappés à la mortification. Au-dessous de la plaie trachéale se trouve une large ulcération occupant tout le tour de la trachée, mesurant 2 centimètres et demi de hauteur. Dans la plus grande partie de son étendue, la muqueuse est détruite ainsi que les anneaux de la trachée, mais la tunique cellulaire paraît épaissie, à sa partie antérieure, point où portait la canule, les parois de la trachée sont constituées seulement par une membrane très mince, transparente qui sépare la cavité aérienne du médiastin. L'ulcération est très irrégulière et à fond grisâtre couvert de parties mortifiées.

Le larynx et la trachée dans leur partie non ulcérée, ainsi que les bronches sont très rouges, pas de fausses membranes nulle part.

Le poumon droit est parfaitement sain. La plèvre gauche est rugueuse, rouge, couverte de fausses membranes récentes, peu épaisses, demi transparentes, qui occupent le lobe inférieur du poumon gauche ainsi que la scissure interlobaire. Le lobe inférieur du poumon gauche est violet à l'extérieur et induré. La coupe présente les caractères les plus manifestes de la broncho-pneumonie.

Le tissu est moitié gris et violet et les bronches laissent couler du pus. Les petites bronches se trouvent entourées de points grisâtres, avec des points violacés d'affaissement pulmonaire.

Le tissu du poumon est dense et friable ; grains purulents nombreux sur la surface pleurale.

L'état fœtal, l'affaiblissement pulmonaire, les grains purulents se trouvent à la partie inférieure du lobe supérieur gauche, le reste du lobe supérieur est emphysémateux.

Cœur. — Les cavités contiennent du sang noir fluide.

Reins. — Sains.

Foie. — Sain.

Ici nous avons un vrai type de pleurésie consécutive à

une phlegmasie de voisinage. Tous les signes de la broncho-pneumonie ont été reconnus : l'inflammation est vive, généralisée : dans toute la poitrine l'oreille perçoit des râles nombreux, du souffle. On conçoit parfaitement que dans ces circonstances la plèvre puisse être atteinte.

Observation III

Croup opéré à la troisième période. Pas d'angine. Érysipèle de la plaie. Bronchite pseudo-membraneuse. Mort le troisième jour.

X..., âgé de 3 ans, entre le 3 août 1880, salle Saint-Benjamin, n° 12. Il tousse depuis quatre ou cinq jours. Hier, toux rauque, oppression, voix naturelle. On lui a donné un vomitif qui a produit peu d'effet. Dans la nuit l'oppression a augmenté, agitation ; l'enfant sortait de son lit à tout moment.

La voix s'est éteinte ce matin. Pas d'accès de suffocation. Ce matin, l'enfant entre à l'hôpital en pleine troisième période du croup. Pâleur plombée, teinte violacée des lèvres, peau froide, visqueuse, pouls lent, presque insensible. Tirage sus et sous-sternal. L'air ne pénètre pas dans la poitrine. Inspiration sifflante. Prostration complète. La trachéotomie est pratiquée immédiatement à huit heures et demie du matin.

Pendant l'opération, un gros vaisseau est coupé, la trachée est promptement incisée. On essaye d'introduire sur l'ongle une canule n° 2, elle n'entre pas, une canule n° 1 n'entre pas mieux. Le dilatateur est introduit, la canule entre immédiatement. Quoique tout ceci se soit passé dans un temps très court, l'enfant perd une notable quantité de sang. Il est froid, les inspirations se font à intervalles très écartés. Après quelques minutes de frictions, sinapismes, projection d'eau froide à la face, la respiration revient. Il n'y a pas eu d'anesthésie. Au bout d'une demi-heure environ, l'enfant revient, la réaction s'opère, il a chaud, le pouls est fréquent. Il demande à boire, mais refuse de manger. Il reste oppressé toute la journée, presque toujours assoupi, quelquefois agité.

Le soir, 172 pulsations, chaleur modérée, face un peu rouge, assoupissement, oppression, 64 respirations, canule un peu bruyante, un peu d'expectoration muqueuse. La respiration s'entend bien à l'auscultation, elle est dominée par le ronflement canulaire.

Le 14. — L'enfant a refusé de manger hier soir et ce matin. Toujours beaucoup d'oppression. La nuit a été très agitée. La canule a été bruyante, mais sans laisser passer de crachats. Ce matin l'enfant est assoupi, 150 pulsations, chaleur douce de la peau, les alentours de la plaie sont tuméfiés et douloureux sans rougeur. La tuméfaction existe surtout à la partie inférieure, descend jusqu'à la partie supérieure du sternum dont elle efface la fourchette. La plaque de la canule laisse son empreinte sur la peau. D'ailleurs pas de rougeur. Sur le bord droit de la plaie, la peau a été tiraillée par le gonflement des tissus et laisse à découvert la couche sous-cutanée, sur une longueur de 1 centimètre et sur toute la hauteur de la plaie. Sur le bord gauche au contraire, la peau est renversée dans la plaie. Pas d'induration ni superficielle, ni profonde des environs de la plaie. La respiration s'entend bien dans la poitrine, sauf à la base gauche en arrière, où l'on entend quelques râles sous-crépitants. L'enfant peut rester une demi-heure sans canule. Pas de fausses membranes dans la gorge. Une selle en diarrhée noire. Extrait de cubèbe, 1 gramme.

Pas d'albumine.

Le 15. — 148 pulsations : chaleur modérée, agitation et assoupissement hier et pendant la nuit. Le malade a un peu mangé hier (potage et viande). Une selle en diarrhée jaune. Canule gargouillante sans expectoration.

Ce matin, 36 respirations; canule un peu bruyante, peu

d'oppression, quelques râles muqueux. Le gonflement du tissu cellulaire est devenu énorme : il occupe les environs de la plaie, remonte le long de la mâchoire jusqu'aux oreilles, descend jusqu'à la partie inférieure du sternum. Il est mou et sans emphysème, sans rougeur, excepté au-dessous de la plaie, où il y a induration superficielle et profonde avec rougeur. Le bord droit de la plaie est couvert de diphthérie. La plaie est très élargie, béante et enfoncée. Canule non noircie. Toucher la plaie à l'acide phénique. Laisser sans canule le plus possible. Cubèbe.

Un peu d'albumine dans l'urine.

Le 16. — Il a été un peu agité et oppressé hier dans la journée et la nuit. La canule a été remise à six heures du soir, parce qu'il semblait que l'enflure gagnait et que la plaie avait de la tendance à se refermer. Il a rendu dans la journée des fragments de fausses membranes larges de deux centimètres. Il a mangé un peu de potage et de viande. Ce matin, 168 pulsations, 56 respirations, pas de diarrhée. Peau douce, chaleur modérée. Il y a beaucoup d'écoulement muqueux par le nez. La tuméfaction du tissu cellulaire descend sur la poitrine jusqu'au-dessous du sein droit, du côté gauche, elle ne s'est pas étendue. La tuméfaction qui existait hier est recouverte d'une rougeur vive avec induration, avec bord bien tranché. Tout autour de la plaie, sont des phlyctènes larges et remplies de liquide séreux : on les voit surtout à la partie supérieure et inférieure et surtout du côté gauche de la plaie. Toutes les parties rouges sont douloureuses à la pression. L'intérieur de la plaie est gris, son calibre est fortement dilaté. Quelques râles muqueux dans la poitrine. La face est un peu grise. La canule n'est pas noircie. Toucher la plaie avec l'acide phénique. Quinquina. Café. Cubèbe. Glycérolé d'amidon. Laisser l'enfant sans canule. Un peu d'albumine.

Le 17. — L'enfant n'est resté que trois heures sans canule hier à cause d'une toux fréquente qui est survenue et qui cyanosait la face. Il a été agité et oppressé la journée et la nuit ; il n'a rien pris, pas même du bouillon. 172 pulsations, pouls extrêmement petit. Peau un peu froide. 48 respirations. Canule un peu bruyante. Expectoration nulle. Pas de diarrhée. Canule noire.

La face est plombée, pâle. La rougeur et la tuméfaction ont un peu diminué d'intensité et ne se sont pas étendues. La plaie elle-même est très large, béante : les bords et les parois sont décolorés et gris. Expectoration séreuse qui n'est rejetée qu'après l'introduction des pinces dans la trachée. Il y a quelques râles muqueux. Respiration rude et sèche. *Ut supra.*

Décès à onze heures.

Autopsie. — La peau, au niveau du cou et de la partie antéro-supérieure de la poitrine, ainsi que le tissu cellulaire correspondant, sont indurés et infiltrés de lymphe plastique. Les tissus qui entourent la trachée sont tous indurés. Les amygdales et le palais sont sains, sur toute la face interne du larynx, existe une fausse membrane à peu près détachée. On en trouve des débris dans la trachée et les grosses bronches. La muqueuse de la trachée est pâle, rugueuse, très épaissie. Les petites bronches sont rouges, quelques-unes contiennent du pus. Le tissu pulmonaire est sain, sauf un peu d'affaissement à la base du poumon droit. Le lobe supérieur des deux poumons est emphysémateux, exsangue. Dans la plèvre, épanchement et adhérences.

Chez ce malade la pleurésie a été certainement méconnue : c'est par ce seul fait qu'elle diffère des autres. L'auscultation comme dans le cas précédent a révélé la présence de râles sous-crépitants, muqueux ; la bronchite pseudo-membraneuse a été diagnostiquée. Mais dans cette observation, il n'existe aucun des symptômes et signes qui caractérisent l'inflammation pleurale et la présence d'un épanchement. L'autopsie seule a permis de le constater.

Dans toutes ces observations, une complication pulmonaire a précédé la pleurésie. Il paraît donc assez facile, au premier abord, de l'expliquer par la propagation à la plèvre de la phlegmasie du poumon, et nous sommes disposés à ne pas rejeter complètement l'avis de ces auteurs qui ont ainsi compris sa pathogénie. Ces faits rentrent parfaitement dans le cadre de ceux qu'ils ont rapportés. Le parenchyme pulmonaire est enflammé : l'inflammation fait un dernier pas et la plèvre se trouve atteinte consécutivement. Mais comment se fait-il que toutes les fois qu'il y a une broncho-pneumonie, on n'ait pas l'habitude de constater presque toujours une pleurésie? C'est cependant une coexistence très fréquente dans les pneumonies ordinaires, ainsi que l'enseigne M. Bouchut. A cela que répondent les auteurs? Que l'inflammation du poumon s'étend rarement à la plèvre et que de cette façon elle est rarement suivie de pleurésie : celle-ci est donc entièrement subordonnée au siège de l'inflammation voisine. Dans beaucoup des faits observés par eux, il y avait une pneumonie intense et étendue. Lors donc que l'altération pulmonaire est peu importante, la plèvre doit toujours être parfaitement intacte. Pourquoi donc y a-t-il tant de cas de pneumonies graves, étendues, que la pleurésie n'a pas compliquées? Pourquoi y a-t-il des altérations de la plèvre, alors qu'on ne trouve que quelques râles dans la poitrine ou même quand celle-ci ne présente rien d'anormal ?

Cette interprétation ne nous paraît pas satisfaire à l'universalité des cas, et nous croyons que ces auteurs n'ont fait jouer à la diphthérie qu'un rôle trop effacé dans la production de la pleurésie. Jamais, dit M. Sanné, la pleurésie n'existe seule. La diphthérie serait donc incapable de lui donner naissance et n'aurait de rapport avec elle que médiatement si l'on peut dire, puisqu'il lui faut d'abord provoquer la lésion pulmonaire qui doit la produire plus tard. Dans un certain nombre de cas, nous croyons à l'influence de la phlegmasie pulmonaire sur la phlegmasie pleurale, mais d'une façon certainement moins absolue. Nous rangeons dans ce nombre ceux que nous venons de reproduire.

DEUXIÈME PARTIE

Après avoir étudié dans la première partie de ce travail les pleurésies précédées d'une inflammation du poumon; après avoir porté notre jugement sur les opinions émises par les auteurs, il était nécessaire, pour compléter l'histoire de la complication qui nous occupe, de donner des exemples de pleurésie isolée et de rechercher comment on pouvait comprendre leur pathogénie. Peu de faits de ce genre ont été observés. M. Talamon en cite trois. Nous en empruntons une observation à M. Millard. Cette dernière, quoique datant de 1858, n'en est pas moins nouvelle à notre point de vue, puisqu'aucune interprétation n'en a été tirée, et que l'intérêt de ces quelques cas assez rares réside surtout dans leur physiologie pathologique. Nous ne connaissons donc en tout que ces quatre observations, auxquelles nous devons ajouter les deux que nous publions plus loin.

C'est donc sur ces observations que nous avons basé notre seconde forme de pleurésie, à laquelle nous pensons pouvoir donner à juste titre le nom de pleurésie diphthéritique. Si elles sont peu nombreuses, elles nous ont paru très concluantes : on n'y rencontre en effet aucune trace d'inflammation de voisinage, aucun des symptômes, aucune des lésions qui caractérisent la broncho-pneumonie. Quelquefois, nous avons trouvé des cas où il n'était pas absolument certain que le processus inflammatoire ait suivi la marche indiquée jusqu'ici ; mais le doute était permis. Il n'y avait dans la poitrine que quelques craquements constatés assez longtemps après le souffle bronchique sans râles au début : on ne retrouvait pas les signes d'une phlegmasie assez grave et assez étendue pour franchir la dernière barrière et atteindre la plèvre ; malgré cela, nous les avons écartés. Nous avons tenu à ne montrer que des pleurésies dont les symptômes fussent d'une netteté inattaquable, dont l'autopsie fût venue contrôler le diagnostic, d'après lesquelles enfin nous pussions, avec certitude, établir notre interprétation.

Observation IV

Étienne P..., âgé de 8 ans, entre à l'hôpital le 5 juin 1880. Cet enfant jouit habituellement d'une très bonne santé. Il n'a eu qu'une rougeole à l'âge de 5 ans.

Le 1er juin. — Il est devenu très triste et s'est plaint d'avoir mal à la gorge. Ce jour là même il a eu une fièvre intense. Le médecin lui prescrit un vomitif qui ne lui apporte aucun soulagement.

Le 5. — Au matin, les parents l'amènent à l'hôpital.

Cet enfant est dans un état d'agitation extrême. Température 40°,4. Pouls 120. Les ganglions sous-maxillaires sont très engorgés. Les deux amygdales sont tapissées de fausses membranes grisâtres, épaisses, très adhérentes, d'odeur repoussante. On n'en voit pas de trace sur le voile du palais. Pas d'albumine dans les urines.

Traitement. — Injections phéniquées dans la gorge. Potion avec du rhum. L'enfant a mangé un peu de bouillon et de lait.

7. — Depuis hier l'état local va mieux. Le malade est moins agité. Sa figure est assez bonne et il est un peu plus gai. Bonne chaleur de la peau. La fièvre a diminué, le soir elle est descendue à 39°.

9. — Le malade va beaucoup mieux encore que la veille. Les fausses membranes ont à peu près disparu. Il n'existe plus qu'une fausse membrane, petite, mince et molle, limitée sur l'amygdale droite. Rien dans la poitrine, ni souffle, ni râles. La température, prise le soir, est de 39°,2. Le matin, il y a presqu'une différence d'un degré ; elle n'est plus que de 38°,5. L'enfant a mangé du bouillon.

Le 10 *et le* 11. — La situation s'améliore de plus en plus.

12. — Tout à coup, hier soir, la température est remontée à 40°. Le malade a une dyspnée assez vive, le facies anxieux.

Le côté droit respire très mal et se soulève en masse à chaque inspiration. En percutant le poumon droit, on découvre une matité absolue dans la moitié inférieure. A l'auscultation, on entend dans le même endroit un souffle doux. L'égophonie a été constatée. Il n'y a pas de râles même quand il tousse, dans la gorge, il n'y a plus rien.

14. — Le malade est mort subitement la nuit dernière.

Autopsie. — Elle a été faite vingt-huit heures après la mort. Tous les organes ont été soigneusement examinés. Le cerveau et les autres parties de l'encéphale ne présentaient rien de particulièrement remarquable. Simplement un peu de congestion. Le cœur présente dans les oreillettes des caillots jaunes, enchevêtrés dans les piliers tendineux, mais n'adhérant nulle part à l'endocarde. Les poumons sont complètement sains : c'est en vain qu'on y a recherché les lésions de la broncho-pneumonie. Dans la plèvre droite, il y a environ trois cents grammes d'un liquide citrin, sans pus ; cette quantité de liquide avait légèrement refoulé le poumon vers la colonne vertébrale. Celui-ci du reste était intact.

Rien n'a été trouvé ailleurs.

Observation V.

Marie B... âgée de trois ans, entre à l'hôpital le 12 juin 1880. Cette enfant est malade depuis trois jours environ. Les ganglions sous-maxillaires sont très gonflés, c'est en effet par là que le mal a débuté. Sur les deux amygdales on a constaté la présence de fausses membranes grisâtres et d'odeur fétide. La respiration est calme. La figure assez bonne. L'examen de la poitrine ne révèle rien de particulier. L'enfant mange un peu.

13. — Ce matin le masque a un peu pâli, la température s'est élevée à 40°, et l'on trouve un certain gonflement du cou. Des plaques diphthéritiques tapissent les amygdales et ont envahi le voile du palais. Les fosses nasales sont le siège d'un coryza sanieux. Rien du côté des poumons, les mouvements respiratoires sont un peu plus accélérés. On lui fait un badigeonnage au jus de citron et elle prend une potion avec quatre grammes de rhum.

14. — L'état général s'est aggravé. La fièvre est vive. L'enfant est agité. Cependant les lésions ne se sont pas étendues au-delà des amygdales et du voile du palais. Le larynx est intact.

16. — La peau est très chaude. Le pouls fréquent. L'enfant qui jusqu'ici avait fort peu toussé est prise d'une toux rauque. Pour la première fois, on constate un léger tirage : le creux épigastrique se déprime légèrement. La respiration devient fréquente et sa gêne s'accentue assez considérablement. On donne un vomitif.

18. — Les symptômes laryngés ont complètement disparu. La température monte toujours à 40°. Les fausses membranes ont bien diminué.

19. — A la respiration fréquente a succédé une dyspnée intense. Le facies est anxieux. La toux ne diminue pas. Aucun signe du croup n'est constaté : pas de tirage, le larynx n'est pas pris.

La percussion pratiquée avec soin révèle une matité qui occupe toute la hauteur de la poitrine à gauche et en arrière. A l'auscultation, l'on entend un souffle doux, nasonné, sans râles. Ventouses sèches. Lait.

20. — État stationnaire.

21. — Depuis hier, son état s'est encore aggravé. L'oppression est plus considérable : la face très pâle : les lèvres sont décolorées. L'épanchement pleurétique a augmenté, la ligne de matité remonte jusqu'à l'omoplate.

Le soir, le thermomètre marque 40°,5. Les fausses membranes grises existent toujours sur les tonsilles et le voile du palais.

22. — Mort.

Autopsie. — Les organes abdominaux sont entièrement sains. Dans la plèvre gauche existe un demi-litre de liquide séro-fibrineux. Le poumon du même côté a diminué de volume : on le trouve en effet refoulé vers la colonne vertébrale. Il ne présente aucune trace de broncho-pneumonie. Dans le cerveau, on ne rencontre aucune altération remarquable. Nous y avons constaté simplement un peu de congestion. Les méninges sont saines. Dans les cavités droites du cœur, il existe quelques caillots noirs sans adhérence avec les parois. Quant à la partie musculaire du cœur, elle n'est le siége d'aucune altération.

Observation VI (par M. Millard. Thèse, 1858).

Eugène D..., 7 ans et demi, fort et bien constitué, entre à l'hôpital (service de M. le Dr Gillette), le 23 mars 1858, avec une angine couenneuse et un très léger enrouement. Il est cautérisé à plusieurs reprises et prend des vomitifs pendant quatre jours ; mais sa voix s'altère et s'éteint : la dyspnée croupale se manifeste. Enfin le 27, à cinq heures du matin, je suis appelé à la hâte pour le voir, et je le trouve dans un tel état de suffocation que je n'hésite pas à faire la trachéotomie avec l'assistance de

Pératé et de Gauthiez; le malade la désirait et l'attendait avec courage.

Tout étant disposé comme à l'ordinaire, au moment de mettre la pointe du bistouri en contact avec la peau, nous remarquons un grincement de dents et des mouvements convulsifs dans la face. Je procède néanmoins à l'opération; la trachée découverte, je l'incise, mais à mon grand étonnement je n'entends ni l'air, ni les mucosités s'échapper avec force, comme cela a lieu d'habitude; le malade reste dans le même état, et je crois d'abord que la trachée n'a pas été ouverte. J'introduis un doigt dans le fond de la plaie et le sens serré avec force par les muscles sous-hyoïdiens vigoureusement contractés. Mon collègue Gauthiez fait le même examen et éprouve la même sensation de constriction. Le malade était en perte de connaissance, bien que l'hémorrhagie eût été très légère et l'opération très rapide. Tous les muscles présentaient la raideur cadavérique, et comme cet état se prolongeait, nous crûmes que le malade était mort. Avec quelque peine, j'introduisis la canule dans l'intervalle des muscles contractés, et nous pratiquâmes la respiration artificielle pendant environ quatre minutes. Au bout de ce temps, nous eûmes enfin la satisfaction de voir se rétablir les mouvements respiratoires; le malade revint graduellement à la vie et parut même assez bien pendant quelques instants.

Mais bientôt survinrent une série de convulsions qui parcoururent presque tout le corps : nous constatâmes le rire sardonique, une contraction très forte des masséters et des mouvements cloniques dans les membres. Quelques cuillerées d'une potion éthérée calmèrent vite ces convulsions qui ne se reproduisirent plus. Chlorate de potasse 4 grammes.

Le 28 *mars* (2e jour). — Il a bon aspect, commence à manger; sa respiration est faible, il a rendu de fausses membranes assez épaisses.

Le 30. — La canule est retirée toute la journée et replacée la nuit.

Le 1er *avril* (5e jour). — Elle est enlevée définitivement.

Le 2. — Fièvre. Dyspnée légère : épistaxis assez abondante le soir.

Le 3. — Retour de l'épistaxis : pâleur générale.

Les 4, 5, 6. — Cette pâleur augmente : la face devient légèrement bouffie, fièvre continue.

Le 7 (12e jour). — On a constaté un épanchement pleurétique considérable à gauche (vésicatoire), il ne tarde pas à se résorber : l'état général s'améliore, la plaie se cicatrise.

Le 28. — Exeat. La guérison est complète.

PHYSIOLOGIE PATHOLOGIQUE

Deux explications se présentent à nous : la première nous est fournie par l'analogie qui existe entre l'affection diphthéritique et les maladies de caractère infectieux ; des expériences très intéressantes et qui datent de peu nous donneront la seconde.

La diphthérie est, comme on sait, une maladie essentiellement infectieuse. Or, dans les maladies infectieuses, la pleurésie est une complication qui n'est pas excessivement rare et que tout le monde a signalée. Qui ne connaît en effet la pleurésie de la scarlatine, de la fièvre typhoïde, etc? Toutes ces maladies ont un lien de parenté très marqué dans leur prédilection pour le système lymphatique. Peut-on, quand on voit dans la diphthérie ces engorgements ganglionnaires quelquefois énormes, ne pas penser à ces scarlatines graves qui s'accompagnent de bubons ? Peu importe la façon dont l'infection a lieu, peu importe l'agent qui la produit : ce qui est remarquable c'est ce caractère commun aux maladies infectieuses de pouvoir attaquer les séreuses ? Mais, les séreuses ne font-elles pas partie du système lymphatique ? Pourquoi donc, lorsque telle partie de ce système est prise isolément, la plèvre seule ne saurait-elle l'être ? Dans la diphthérie, de même que dans les maladies précédentes, toutes les séreuses sont donc susceptibles d'être intéressées, mais avec une fréquence naturellement très variable. On a trouvé, en effet, au cours de cette maladie les symptômes ou les altérations pathologiques de la péricardite, la péritonite, et M. Sainclair, de Lyon, a prétendu que certains cas de mort subite dans la diphthérie, étaient dus à la méningite bulbaire. Il faudrait donc admettre qu'il n'y a d'exception à cette règle que pour la plèvre ?

Un fait dont nous avons été vivement frappé, c'est la ressemblance si frappante de la fièvre typhoïde et de la diphthérie par rapport à cette complication.

Les deux formes que nous décrivons existent également dans la dothiénenterie ; il est bien difficile de ne pas en faire un rapprochement. Elles diffèrent entre elles assurément par certains caractères ; ainsi la quantité et la qualité de l'épanchement, la tendance faible ou grande à la résolution, l'influence plus ou moins considérable qu'elles exercent sur l'issue de la maladie, constituent autant de variétés qui donnent à chacune une physionomie particulière. Ce que nous avons voulu faire ressortir ici, c'est cette dualité de forme dans chacune de ces maladies.

Voici du reste, ce que dit à ce sujet M. Griesinger dans

son livre des maladies infectieuses. « Dans la fièvre typhoïde, indépendamment des pleurésies limitées et peu importantes qui peuvent accompagner une pneumonie, une bronchite intense et généralisée, une embolie ou un foyer gangréneux, on rencontre parfois dans le cours de la fièvre typhoïde des épanchements pleurétiques considérables, sans complication. Ils sont cependant très rares et tout épanchement dans la plèvre doit éveiller le soupçon d'une affection pulmonaire concomitante. Ils appartiennent à la seconde période ou surviennent comme maladie consécutive ; présentent une faible tendance à la résorption et aggravent notablement le pronostic. »

M. Talamon qui s'est beaucoup occupé de la diphthérie et de la culture du microbe en particulier a publié les résultats de ses expériences d'inoculation. Parmi les complications qu'il a pu reproduire de cette façon et qu'il a constatées à l'autopsie de ses animaux, figure la pleurésie. C'est de ces expériences que nous tirons notre seconde explication, aussi allons-nous ici en reproduire les résultats.

« J'ai inoculé, dit-il, sur la muqueuse buccale et nasale ou fait ingérer le microbe que j'ai décrit à six lapins, deux cobayes, quatre grenouilles, un coq, quatre pigeons.

Les six lapins sont morts au bout de six, huit, dix, dix-huit jours. Le premier est mort au bout de six jours avec un gonflement énorme du cou, tout à fait comparable à l'œdème des diphthéritiques. Ce gonflement était formé par une infiltration séreuse du tissu cellulaire et cette sérosité a redonné le microbe avec des conidies caractéristiques. Le lapin mort au bout de dix-huit jours après ingestion de liquide contenant le microbe avait une pleurésie fibrineuse double avec épanchement : le liquide épanché aussi bien que les fausses membranes ont redonné par la culture l'organisme inoculé. Chez tous les lapins d'ailleurs, j'ai retrouvé souvent avec le microscope seul, d'autres fois par la culture, le microbe constamment dans la sérosité du péritoine, très souvent dans le péricarde, souvent aussi dans les reins. Jamais la culture du sang dans le cou n'a redonné l'organisme. Le plus souvent le liquide restait clair : parfois il s'y développait des bactéries vulgaires. J'ai voulu seulement montrer que j'avais isolé un microbe qui a plus juste titre que le tilletia de Letzerich et le microsporon de Klebs peut être regardé comme la cause de la diphthérie, puisqu'il reproduit ce que les expérimentateurs n'ont jamais obtenu, la fausse membrane.

Comment dans ces conditions le pleurésie est-elle, il faut le dire, aussi rare ? Y-a-t-il un rapport entre cette complication et le degré plus ou moins considérable de l'infection ? Nous n'essaierons pas de résoudre cette question, la tâche serait au-dessus de nos forces. Nous ne pouvons que constater un fait, c'est que le microbe, quelle que soit la maladie, circule dans le système lymphatique et qu'en outre, il s'arrête tantôt dans les ganglions, ou va plus loin atteindre les séreuses. Ce qui est certain, c'est que M. Talamon dans tous les cas où ses expériences ont réussi a vu le microbe pulluler dans le péritoine ou la plèvre.

Dans quelles circonstances particulières, à quels moments choisis, sous quelles influences le microbe poursuit-il sa route plus ou moins loin, tel est le problème qui reste à résoudre. La constatation de ces faits n'en constitue pas moins un progrès important et nous espérons que de nouvelles recherches feront de plus en plus la lumière sur cette question.

Il est donc permis d'admettre, si l'on considère cette théorie comme vraie, que cette complication est due à l'arrivée des microbes dans la plèvre. Nous n'hésitons donc pas à émettre cette hypothèse, hypothèse basée sur des faits scientifiques absolument certains.

PRONOSTIC

M. Sanné ne croit pas cette complication redoutable et son opinion s'appuie sur le nombre des guérisons dans les cas où la pleurésie coïncidait avec la pneumonie. Sur 29 cas il a obtenu 9 fois la guérison. Sur les lésions qu'elle détermine localement, fausses membranes, adhérences, épanchement, nous ne pensons pas qu'elle aggrave notablement la maladie primitive et que ce soit là son danger. Notre conviction est que sa gravité consiste en ce que survenant dans une maladie qui affaiblit déjà considérablement l'enfant, elle devient une nouvelle cause d'affaiblissement et augmente ainsi les chances de mort. Il est vrai qu'elle a de la tendance à se terminer par résolution ; mai cette résolution, quelque rapide qu'elle paraisse être dans certains cas, dure encore assez longtemps pour accroître la débilité et prédisposer à de nouvelles complications et aux paralysies en particulier. Ce n'est pas comme on le voit, brusquement, avec un cortège de symptômes alarmants, en créant un état rapidement menaçant qu'elle vient assombrir le pronostic : mais au contraire elle procède avec lenteur et diminue jour par jour le peu de forces dont les pauvres enfants auraient tant besoin pour résister au mal qui si souvent les emporte. Quant à nous, nous sommes disposés, quoiqu'il soit assez difficile de se prononcer d'une façon absolue, à considérer cette complication comme un peu plus grave que ne le fait M. Sanné.

Il serait intéressant de savoir quelle est l'influence de la pleurésie isolée sur la marche et la terminaison de la diphthérie. Malheureusement l'insuffisance de nos observaions ne nous permet d'émettre aucune opinion.

TRAITEMENT

Les divers moyens de traitement employés contre la pleurésie ordinaire peuvent l'être également contre celle-ci.

Tout ce qu'il est important de faire remarquer, c'est qu'il faut tenir compte de l'époque à laquelle on agit. Si la pleurésie survient dès les premiers jours, alors que la diphthérie est dans toute sa puissance, on doit rejeter le vésicatoire qui ne tarderait pas à se couvrir de fausses membranes. C'est aux ventouses sèches qu'il convient de recourir. S'il y a un épanchement assez considérable, la ponction sera indiquée, d'autant mieux que la piqûre est insignifiante et que les enfants supportent admirablement bien cette petite opération.

Si la diphthérie est tout à fait à son déclin lorsque cette

complication sera constatée, on pourra revenir à l'emploi du vésicatoire.

En dehors de ces moyens destinés à combattre localement la pleurésie, il est indispensable, pour les raisons que nous avons données, de soutenir à tout prix les forces du petit malade par un régime tonique.

CONCLUSIONS

1. — La pleurésie n'est pas une complication très rare dans la diphthérie. Elle n'est pas aussi commune que la pneumonie, mais nous croyons qu'on a un peu exagéré sa rareté.

2. — Elle peut revêtir deux formes. Dans l'une, elle est consécutive à une lésion pulmonaire, à la broncho-pneumonie le plus souvent ; dans l'autre, elle en est totalement indépendante, elle existe isolément.

3. — Bien souvent, il est difficile de la reconnaître, aussi a-t-elle été souvent méconnue. L'attention doit donc toujours être éveillée : dans bien des cas, il faut la chercher.

4. — La date de son apparition par rapport au début de la maladie ne peut guère se déterminer maintenant. Elle s'établit généralement sans éclat et les chiffres qui établissent la relation entre le jour du diagnostic et celui de la diphthérie ne peuvent permettre de se prononcer d'une façon absolue. Cependant, jusqu'à de plus amples recherches, nous croyons que les quinze premiers jours présentent le plus grand nombre de cas de cette complication.

5. — Les lésions anatomiques consistent comme pour la pleurésie *a frigore*, tantôt en fausses membranes, tantôt en un épanchement de nature variable, mais généralement séro-fibrineux.

6. — Dans le plus grand nombre de cas, elle a de la tendance à se terminer par résolution. Le danger de cette

complication ne consiste pas uniquement dans les altérations locales, mais encore, dans le retard qu'elle apporte à la convalescence et dans la débilité périlleuse qu'elle détermine.

7. — Lorsque la pleurésie accompagne une pneumonie très grave, la théorie de la propagation de la phlegmasie du poumon à la plèvre est satisfaisante et nous nous y rangeons. Quand elle est isolée, nous croyons qu'elle doit être comparée à celles qui surviennent dans certaines maladies infectieuses. Cependant, elle n'est jamais purulente.

8. — Le traitement est variable suivant l'époque de l'évolution de la maladie, Il ne faut pas employer de vésicatoire lorsque la diphthérie pourrait encore couvrir la plaie de fausses membranes. Ce qui est très important surtout, c'est de fortifier le plus possible son malade afin d'augmenter ses moyens de résistance.

Si l'épanchement devenait trop considérable, il faudrait faire la thoracentèse.

INDEX BIBLIOGRAPHIQUE

Bretonneau. — Traité de la diphthérite, 1826.
Axenfeld. — Thèse de doctorat. Paris, 1853.
Peter. — Gazette hebdomadaire, 1863.
Millard. — Thèse de doctorat. Paris, 1858.
Lamy. — Thèse de doctorat. Paris, 1860.
Bridger John. — On diphtheria. Medical times, 1864.
Archambault. — Dictionnaire encyclopédique des sciences médicales, 1869.
Sanné. — Traité de la diphthérie, 1877.
Hervieux. — De la diphthérie. Thèse d'agrégation. Paris, 1860.
Créquy. — Thèse de doctorat. Paris, 1858.
Bouchut. — Traité des maladies des enfants.
Griesinger. — Traité des maladies infectieuses.
Talamon. — Progrès médical, 1879.
id. 1880.

Imprimerie A. Derenne, Mayenne. — Paris, boulevard Saint-Michel, 52.

49

www.ingramcontent.com/pod-product-compliance
Lightning Source LLC
LaVergne TN
LVHW011959160826
845678LV00002B/623

* 9 7 8 2 3 2 9 6 7 9 3 4 1 *